AF314640

ÉTUDES HYGIÉNIQUES

SUR LES

PROPRIÉTÉS ORGANOLEPTIQUES

DES

EAUX POTABLES

PAR

Emile ATGIER,

De Saint-Martin (Ile de Ré), Charente Inférieure,
Docteur en médecine de la Faculté de Paris,
Élève de l'École Pratique des hautes études (Anthropologie),
Membre de la Société d'Astronomie.

PARIS

V. A. DELAHAYE ET Cᵉ, LIBRAIRES ÉDITEURS,

PLACE DE L'ÉCOLE-DE-MÉDECINE.

1876

ÉTUDES HYGIÉNIQUES

SUR LES

PROPRIÉTÉS ORGANOLEPTIQUES

DES

EAUX POTABLES

PARIS. — TYPOGRAPHIE PARENT

rue Monsieur-le-Prince, 31

ÉTUDES HYGIÉNIQUES

SUR LES

PROPRIÉTÉS ORGANOLEPTIQUES

DES

EAUX POTABLES

PAR

Émile ATGIER,

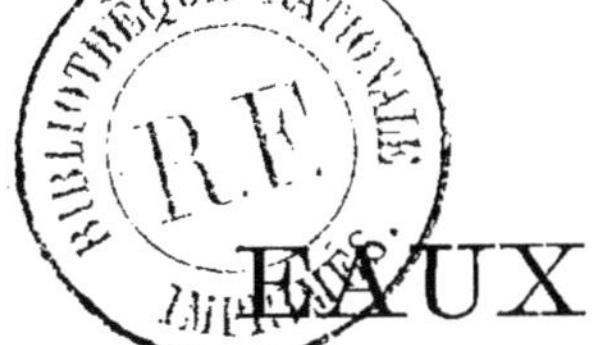

De Saint-Martin (Ile de Ré), Charente-Inférieure,
Docteur en médecine de la Faculté de Paris,
Élève de l'École Pratique des hautes études (Anthropologie),
Membre de la Société d'Astronomie.

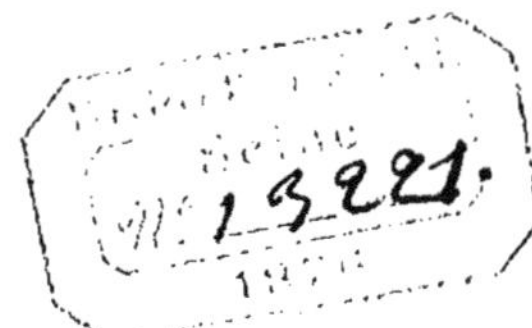

PARIS

V. A. DELAHAYE ET Cᵉ, LIBRAIRES ÉDITEURS,
PLACE DE L'ÉCOLE-DE-MÉDECINE.

1876

ÉTUDES HYGIÉNIQUES

SUR LES

PROPRIÉTÉS ORGANOLEPTIQUES

DES

EAUX POTABLES

Ayant eu souvent l'occasion de causer avec M. Gérardin sur ses travaux relatifs à l'étude des eaux, je ne tardai pas à voir combien cette étude est immense et agréable tout à la fois, et combien il y a encore de recherches à faire sur ce sujet avant d'en connaître le dernier mot.

Engagé par ce maître bienveillant à rechercher dans cette étude un sujet de thèse de doctorat, j'hésitai quelque peu, tant j'y trouvais de points intéressants à traiter; j'étais donc, comme on dit, dans l'embarras du choix.

Mais en sortant un jour du cours d'hygiène de M. Bouchardat, où il traita d'une façon fort intéressante des propriétés organoleptiques du bouillon, du lait, du vin, il me vint à l'idée de traiter dans ma thèse de doctorat, de ces mêmes qualités organoleptiques relativement aux eaux d'alimentation.

Cette idée ne tarda pas à se changer en décision lorsqu'après avoir consulté tous les ouvrages que je pus trouver sur les eaux douces, je vis que dans aucun l'on n'avait traité spécialement des propriétés organoleptiques des eaux potables.

Je laissai donc de côté les propriétés physiques de l'eau qui sont du domaine des sciences accessoires, les propriétés chimiques qui sont du domaine de la thérapeutique et de l'hydrothérapie, pour ne m'occuper exclusivement que de celles de leurs propriétés qui touchent de près l'hygiène et servent à leur analyse immédiate.

De même que M. Bouchardat reconnaît au bouillon de bonne qualité, quatre propriétés organoleptiques particulières, comme nous le voyons dans ces quelques lignes d'une de ses leçons : *Un bon bouillon doit plaire par son odeur, sa saveur, sa transparence, il peut être bu jusqu'à la température de 80 degrés.*

De même nous avons reconnu dans les eaux potables quatre propriétés organoleptiques : la *saveur*, la *couleur*, l'*odeur*, la *fraîcheur* correspondant aux organes du *goût*, de la *vue*, de l'*odorat*, du *toucher*. Si nous ne voyons pas figurer ici le sens de l'ouïe qui est le cinquième, c'est qu'il n'a rien à faire pour apprécier les propriétés hygiéniques d'une eau ; aussi n'en parlerons-nous pas.

Qu'il me soit donc permis avant d'entrer en matière d'adresser tous mes remercîments à ces deux maîtres vénérés, pour leurs excellents conseils et leurs savantes leçons, pour m'avoir ouvert la voie dans l'étude de questions hygiéniques aussi intéressantes et aussi fécondes, et si, après ces quelques travaux je puis avoir apporté, moi aussi, ma petite pierre au grand édifice de la science, je m'en estimerai fort heureux et saurai leur en attribuer tout l'honneur ainsi qu'au père bien-aimé qui me mit à même d'entreprendre une étude aussi belle et aussi attrayante que l'est celle des sciences médicales.

I. COULEUR

Les eaux douces, vues sous une grande épaisseur, sont manifestement colorées. D'où vient cette coloration ? On croit vulgairement qu'elle est due au reflet du ciel dans l'eau. Certainement ce reflet, tantôt bleu quand le ciel est pur, tantôt gris quand il est couvert, influe sur l'aspect de l'eau, mais ne change rien à sa coloration primitive, car nous voyons, par tous les temps, certaines eaux demeurer toujours vertes, d'autres toujours bleues, d'autres d'une coloration intermédiaire.

Pourquoi certaines eaux sont-elles bleues ? pourquoi d'autres sont-elles vertes ? Pourquoi les premières sont-elles transparentes, et les secondes ternes ?

Nous croyons qu'elle est due, dans les eaux vertes, à la présence d'une infinité de corpuscules en suspension et que nous étudierons plus loin, corpuscules qui contribuent à rendre ces eaux ternes, à reflet mat, réfléchissant bien les objets d'alentour, mais n'offrant pas de transparence comme les eaux bleues qui, elles, sont en grande partie dépourvues de la présence de ces corpuscules ; aussi sont-elles transparentes et limpides.

Cette coloration des eaux limpides me porte à croire qu'il en est de l'eau comme de l'air : la coloration de ces deux éléments d'autrefois, est d'un beau bleu et si elle varie parfois, cette variation ne peut être attribuée qu'à la présence de vapeurs étrangères dans l'atmosphère qui changent la couleur primitive de l'air, de même que la présence de matières étrangères dans une eau lui ravissent sa couleur bleue primitive pour la rendre verte, comme nous le voyons dans nos rivières.

Lorsque ces matières étrangères sont des détritus organiques en décomposition, ou des résidus de toute sorte, l'eau acquiert une couleur grisâtre, brunâtre, noirâtre, qui n'a plus rien d'analogue avec celle des eaux potables.

Avant d'entreprendre ces études sur les propriétés de l'eau au point de vue de l'hygiène, j'avais fait autrefois quelques études sur la coloration des eaux, uniquement pour me distraire pendant les loisirs que me procuraient mes vacances, sans savoir qu'elles pourraient m'être de quelque utilité un jour. Voici donc comment j'en étais arrivé à étudier cette question :

En 1869, lors de mes premières recherches sur les algues inférieures (je devrais dire plutôt collections que recherches, car alors je faisais avec ardeur des collections de cryptogames plutôt que je n'en étudiais les propriétés), à cette époque, dis-je, un soir, j'étais accoudé à la fenêtre de ma chambre qui donnait sur une cour où se trouvait un réservoir en pierre.

Ce réservoir était là depuis peu de temps ; lorsqu'on l'avait placé la pierre était blanche et intacte, mais alors l'eau qu'il contenait et qui provenait exclusivement de la pluie était d'un beau vert foncé tirant un peu sur le bleu ; cette coloration m'étonna vivement, je voulus en connaître la cause.

Je puisai de cette eau dans un verre, elle était légèrement verte même sous cette faible épaisseur. Les parois du réservoir étaient manifestement colorées par un dépôt fort apparent de substance verdâtre et le fond se trouvait recouvert par une couche épaisse de cette même substance d'un vert très-foncé.

Je l'examinai attentivement et je vis qu'elle n'était com posée que d'une agglomération considérable de cellules vertes qui constituent à elles seules, comme j'ai pu le déterminer, cette algue cellulaire si commune sur les pierres des endroits humides et qui n'est autre que le *Protococcus viridis*.

Je déduisis de ce fait que s'il avait suffi de quelques mois pour que l'eau et les parois de ce réservoir devinssent vertes par la présence d'une algue inférieure dont les spores errent çà et là dans l'atmosphère, il n'y avait rien de surprenant d'admettre que l'eau des fleuves, des étangs, des rivieres, ne dût aussi sa coloration à la présence des corpuscules microscopiques qui s'y sont développés et multipliés depuis que ces eaux se sont creusé des lits à la surface du globe terrestre.

Ces spores errantes de végétaux microscopiques de toute sorte et les germes d'animaux infusoires microscopiques aussi, sont disséminés çà et là dans l'astmosphère, ce rendez-vous de tous les germes et de tous les miasmes, et n'acquièrent leur développement et leur coloration complète que lorsqu'ils arrivent au contact de l'eau, où ils se multiplient à l'infini et qu'ils colorent continuellement par leur présence.

Qui sait si ce ne sont point aussi ces myriades de corpuscules (qu'on leur donne le nom d'algues, d'infusoires, de molécules ou d'atomes) qui donnent à l'air cette variété de coloration bleue qui lui est particulière dans divers parages ?

Ne voyons-nous pas le ciel de certains pays varier de

nuance en même temps que de sol et d'eaux ? Ne voyons-nous pas aussi les émanations terrestres et aquatiques faire monter dans les airs non-seulement de la vapeur d'eau, mais aussi les organismes inférieurs que les eaux renferment, les spores de toutes sortes d'algues, les germes d'infusoires, etc., etc., etc.

Tous ces corpuscules sont doués de réviviscence ; ils errent dans l'air à l'état sec et sont poussés de toutes parts par les vents ; lorsqu'ils retrouvent une eau comme celle qui leur a donné naissance, ils redeviennent ce qu'ils étaient auparavant à l'état humide et acquièrent leur chlorophylle.

Ceci nous procure l'occasion de dire deux mots de la découverte de la cause des fièvres intermittentes par M. Salisbury, médecin de l'Ohio, dans les *Algæ febriles,* algues qui s'élevent la nuit des marais. Il les a recueillies soigneusement sur des lames de verre, les a étudiées au microscope, et a retrouvé les semblables dans les crachats des fébricitants.

Si je me suis écarté quelque peu de mon sujet, l'eau pour exprimer quelques-unes de mes pensées sur l'air, c'est afin de montrer que tous les deux ont des inconnues qui seraient cependant fort utiles à étudier, et dont la connaissance nous donnerait la clef de bien des phéno_mènes que nous ignorons.

Ainsi les causes et les remèdes des contagions indirec-tes, des épidémies et des endémies, ne seront bien connues pour la science que lorsque celle-ci aura étudié tout ce que renferme ce grand réservoir qu'on nomme l'atmos-phère, et ces réservoirs non moins intéressants que l'on nomme les eaux terrestres.

Mais cette question nous entraînerait trop loin, et je reviens à mon sujet.

La coloration des eaux vertes est due spécialement à ce

que l'on nomme la *matière verte de Priestley* : cette matière n'est autre que l'agglomération d'oscillaires et en particulier de l'*oscillaria limosa* ou *Adansonii*.

C'est dans ces organismes inférieurs, que Priestley prenait pour des végétaux, qu'il a découvert le phénomène de la respiration des plantes [1].

Il existe encore une espèce d'oscillaires, entre bien d'autres, qui jouissent de la propriété de donner à l'eau une coloration particulière, non plus verte, mais rouge. C'est cette coloration que présente la *mer Rouge* en certain temps, et qui est due à la présence du *Trichodesmium Erythreum*.

Le *Protococcus Atlanticus*, algue de la famille des Confervoïdées et de la tribu des Protococcoïdées, est aussi une des causes de la coloration rougeâtre des eaux de la mer Rouge. Cette algue est très-abondante à l'embouchure du fleuve du Tage, à certaines époques.

Les eaux des marais salants, qui ont une couleur normale l'hiver, changent de coloration l'été et deviennent rose violacé. J'ai pu par moi-même en reconnaître la cause, et c'est avec grand'peine qu'en 1871, dans mon herbier d'algologie, j'ai pu réussir à faire figurer des exemplaires de cette algue si difficile à obtenir, et qui cause cette coloration, je veux parler du *Protococcus salinus ;* il forme au fond des salines un tapis rosé qui n'est autre chose qu'une agglomération de ces cellules, et à une certaine époque ces cellules colorent l'eau tout entière, et vont même se déposer dans l'écume qui existe parfois à la surface. Ses noyaux primitivement verts sont devenus roses en changeant de milieu.

Je citerai en dernier lieu la coloration rouge de certaines

1. Leçons de cryptogamie médicale du Dr Micé de Bordeaux, p. 5.

fontaines d'Amérique, coloration qui leur a valu le nom de fontaines de sang, et qui est due à l'*Oscillaria rubescens*.

Après cette digression sur la coloration rouge de certaines eaux, qui ne leur est qu'accidentelle, je reviens à la coloration verte des eaux potables.

J'ai eu l'occasion de remarquer bien souvent, sur les berges et les quais de la Seine, des dépôts verdâtres que l'eau laisse après son retrait ; j'ai cherché à les détacher des pierres de taille avec le tranchant d'un couteau; mais je n'ai jamais pu détacher cette poussière verte, adhérente, sans enlever en même temps de la poussière de la pierre elle-même.

Qu'y a-t-il d'étonnant, puisque nous savons que ces algues de toute sorte sont d'une telle ténuité, que nos plus forts microscopes ne nous en donnent que des aperçus infidèles ?

Selon Wagner, la substance qui colore l'eau en vert est formée par d'innombrables cadavres d'infusoires les plus élémentaires, et qui portent le nom d'*Euglena viridis*[1]. Il y aura aussi des oscillaires, des infusoires, etc.

D'après M. Marchand[2], ces Euglènes se transforment dans les eaux en espèces supérieures, telles que les Rotateurs, les Nématoïdes, les Navicules, les Vorticelles, etc., c'est-à-dire que ces infusoires non ciliés deviennent à cils vibratils.

M. Gros a fait à ce sujet une remarque fort intéressante sur le rôle que joue la lumière dans ces transformations. Les Euglènes tenues dans l'obscurité, dit-il, prennent la direction animale, tandis qu'exposées à la lumière elles deviennent des végétaux.

---

1. Selon Rabenhorst cette coloration est due à des *crococcus* divers
2. Des eaux potables en général, p. 178.

Que de transformations diverses au sein de ces eaux !
Que d'organismes inférieurs différents et variés ! Comment
ne point attribuer à leur multiplicité infinie ces phénomènes curieux de la couleur, de l'odeur, de la saveur
de ces eaux ?...

Les Euglènes ne se développent point dans les eaux qui
sont dans l'obscurité, les algues protococcoïdées non
plus ; aussi voyons-nous les eaux de certaines grottes, les
eaux de citernes bien closes, les eaux de réservoirs, demeurer transparentes et incolores lorsque la lumière n'y
pénètre pas.

Ou bien encore, si la lumière n'y pénètre que fort peu,
ou si les eaux sont infectées par des matières en putréfaction, les algues perdent leur chlorophylle et deviennent
blanches [1]. Cette décoloration se fait en particulier sur le
Beggiatoa alba. Cette algue se voit dans les eaux d'égoût,
dans les eaux résiduaires ; je l'ai observée sur les bords de
l'île de Clichy, où les eaux sont infectées par le grand
égout collecteur.

Telles sont les causes multiples de la coloration verte
des eaux de rivières, de fleuves, d'étangs, etc. C'est pour
éviter cette coloration aux eaux de la Vanne qu'on la
garde dans des réservoirs pour ainsi dire à l'abri de la
lumière. Là, dans une demi-obscurité, les germes de toute
sorte que l'air apporte ne peuvent se développer ni se
multiplier ; et par conséquent les eaux conservent leur
coloration bleue primitive et leur transparence, au lieu de
devenir vertes et ternes comme celles qui sont exposées à
la lumière.

Il en est ainsi des eaux de sources dans une certaine

---

1. Rapport sur l'altération, la corruption et l'assainissement des
rivières. (Gérardin, p. 31.)

partie de leur cours: avant de s'être chargées de matières étrangères, de germes d'infusoires, d'euglènes, d'algues, etc., elles possèdent leur belle couleur bleue primitive et leur transparence, qui est telle que leur fond se voit nettement malgré une épaisseur d'eau de plusieurs mètres.

Le même phénomène se voit sur la mer; lorsqu'elle est agitée, elle a une teinte verte des plus caractéristiques; lorsqu'elle est calme, elle redevient d'un beau bleu transparent, et des bords d'un bateau on peut voir les galets et les algues du fond.

A quoi peut être dû ce changement de couleur? Assurément, ce ne peut être qu'à la précipitation des matières en suspension lorsque la mer est calme. Peut-être l'eau de mer ne possède-t-elle pas le mouvement brownien que M. Gérardin vient de découvrir dans les eaux douces transparentes, puisque, dès qu'elle est calme, tous les organites qui la coloraient en vert se précipitent au fond en lui rendant sa couleur bleue. Il y aurait sans doute là de jolies recherches à faire, mais nous n'avons point à étudier dans ce travail d'autres eaux que celles qui peuvent servir à la boisson.

Je reviens donc aux eaux douces, et je résume ce qui a été dit plus haut, en faisant une distinction très-grande entre les eaux bleues et les eaux vertes, autrement dit entre les eaux transparentes et les eaux ternes.

Les premières sont physiquement pures, les secondes sont chargées de ces corpuscules de toute espèce dont nous avons parlé; et plus ces matières étrangères abondent, plus les eaux deviennent ternes et colorées.

Il est aux environs de Paris un endroit ou j'ai pu observer manifestement la différence de pénétration des rayons lumineux dans une eau surchargée de matières étrangères, et une eau qui ne l'est pas ou l'est moins.

J'étais allé me poster un soir sur le pont d'Asnières, le soleil était couché depuis plusieurs heures, et la lune se mirait justement dans la Seine. J'avais devant mes yeux les trois bras du fleuve, formés en ce point par les deux petites îles parallèles qui sont situées entre Asnières et Clichy.

D'un côté, la Seine se laissait pénétrer par les rayons lumineux de la lune, et ses ondes vertes semblaient se mêler avec la lumière qui les traversait jusqu'à une certaine profondeur.

De l'autre côté, celui du bras de Clichy, le spectacle était tout différent, la surface des eaux ressemblait à une immense lame d'acier bruni, reflétant à leur surface les rayons de la lune, sans se laisser traverser par eux.

D'où provenait cette différence ? Chacun le sait, du côté d'Asnières la Seine a sa coloration normale, du côté de Clichy, au contraire, les eaux sont polluées par le grand égout collecteur de Paris, qui vient s'y déverser, et les rend ainsi opaques, ternes, et d'une couleur brun-noirâtre due à la présence des matières organiques et boueuses qui les infectent et leur enlèvent toutes leurs propriétés réfringentes.

De cette étude sur la coloration des eaux douces, il résulte, au point de vue de l'hygiène, que, abstraction faite de la saveur, les eaux les moins colorées, les plus limpides, bleues et transparentes, seront les moins chargées de substances étrangères, et par conséquent les plus propres à l'alimentation.

Les eaux vertes, ternes, opaques, pourront être bues sans danger lorsque ces caractères seront peu marqués, je citerai comme exemple l'eau de la Seine avant son entrée dans Paris ; si, au contraire, ces caractères sont trèsaccentués, comme aux eaux de la Seine en aval de Paris, à Clichy, à Chatou, etc., ces eaux devront être prohibées.

Il va sans dire que les eaux de rivières dont la teinte verte s'efface pour faire place à des teintes brunâtres, sont polluées par des détritus organiques en décomposition ; par les résidus et les déjections des villes, des usines, des fabriques de toute sorte ; elles seront donc proscrites de l'alimentation.

Qui voudrait, d'ailleurs, boire dans son verre une eau colorée soit en vert, soit en gris ? car ces eaux-là, même sous une faible épaisseur, comme celle d'un verre ou d'une carafe, offrent une teinte louche très-évidente.

On sait que toutes les substances étrangères que renferment ces eaux s'opposent aussi à leur oxygénation ; aussi voyons-nous le degré oxymétrique des eaux polluées devenir très-faible et parfois presque nul, comme on le voit à Clichy à une grande distance même de l'égout collecteur, à Saint-Denis aux environs du collecteur du Nord[1], et dans la Bièvre, cette petite rivière qui vient se rendre à Paris après avoir servi à quatre-vingt-trois usines employant deux mille ouvriers, et à un grand nombre de blanchisseries, comme le fait remarquer M. Poggiale dans son rapport fait en 1875 à M. le préfet de police sur l'insalubrité des eaux de la Bièvre (p. 26).

Ce qu'il y a de fort curieux, c'est que ces eaux souillées sont fort estimées des manufacturiers et leur rendent de bien plus grands services que les eaux de la Dhuis ou de la Vanne, qui sont trop pures pour ces sortes d'emploi.

Ainsi les eaux utiles aux usines sont tout à fait différentes de celles qui sont propres à l'alimentation. D'un

---

1. Boudet 1874. Rapport à M. le préfet de police sur l'altération des eaux de la Seine par les égouts collecteurs d'Asnières et du Nord.

côté, il faut une eau chargée de matières étrangères ; de l'autre, il faut, au contraire, que ces substances fassent défaut.

Pourquoi ce paradoxe, et pourquoi dans l'un et l'autre cas ne faut-il pas une eau salubre ? C'est ce que nous ex·plique M. Gérardin dans un travail qui vient de paraître aujourd'hui même[1], et dont il a bien voulu m'offrir un exemplaire. Dans ce travail, intitulé : « Traitement des eaux industrielles. — Mouvement brownien », nous voyons que les eaux bleues, examinées au microscope, possèdent un mouvement brownien, sans que le grossissement puisse montrer à quoi il est dû, ou plutôt sans qu'on puisse distinguer parfaitement les corpuscules qui le produisent, tant leur ténuité est extrême (bâtonnets, vibrions, anguillules, etc.).

Dans les eaux vertes, au contraire, ce mouvement n'est plus aussi manifeste ; dans les eaux grises ou dans les eaux vertes tout à fait ternes, il n'existe plus du tout.

Dans ces eaux-là, les animalcules, invisibles auteurs de ce mouvement, sont tués momentanément par les matériaux étrangers que l'eau renferme, par les détritus putréfiés, par les déjections de toute sorte. Le mouvement brownien n'y existe plus, et c'est pour cette raison que ces eaux conviennent à l'industrie, parce que les matières qu'elles tiennent en suspension, n'étant pas agitées et entraînées continuellement par ces mouvements rotatoires se précipitent au fond des récipients, ce qui n'a pas lieu dans les eaux bleues, où elles ne précipitent pas.

M. Gérardin a étudié une substance qui arrête subitement le mouvement brownien dans les eaux les plus bleues, les plus pures ; cette substance, qui se compose

1. Juillet 1876.

Atgier.

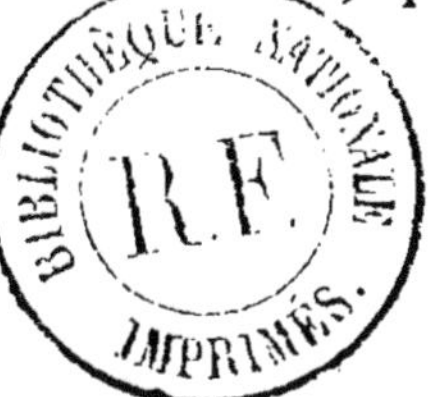

d'une dissolution de coprolithes des Ardennes dans l'acide chlorhydrique, porte le nom de *liqueur de Knab*. Quelques gouttes de cette liqueur suffisent pour faire précipiter subitement les matières tenues en suspension dans une eau la plus polluée ; aussi est-elle employée avec succès pour la précipitation des eaux d'égout, et son action est-elle beaucoup plus énergique que celle de toutes les substances employées jusqu'à présent à cet effet.

De tout ce qui précède, on voit que les eaux bleues sont aussi riches peut-être que les eaux vertes en corpuscules de toute sorte, seulement ils sont beaucoup plus ténus et ont des mœurs toutes différentes ; et, lorsque ces eaux bleues deviennent vertes, c'est par l'addition de nouveaux êtres vivants plus gros et dont la présence est incompatible avec celle des premiers, puisque nous voyons le mouvement rotatoire des eaux bleues disparaître dans celles qui contiennent la matière verte de Priestley.

Quant aux eaux stagnantes, je dirai autant et même plus encore que je n'ai dit des eaux courantes vertes, et ternes. Ces eaux n'étant pour ainsi dire pas renouvelées et n'ayant point, comme les rivières, un cours dans lequel une grande partie de leur masse vient au contact de l'air, sont très-pauvres en oxygène. La quantité d'air relativement faible qui se dissout à leur surface dormante, est bientôt employée à l'oxydation des matières organiques qui vont toujours en s'accumulant dans leur fond, cette oxydation continuelle ne tarde pas à faire entrer les végétaux et animaux qui y meurent, en putréfaction.

Ces détritus putréfiés s'accumulent au fond des étangs, des mares, des marais et de certains lacs, et y produisent une vase noire et fétide que le moindre mouvement soulèvera en ondes noirâtres jusqu'à la surface de l'eau, et d'où il s'échappera de nombreuses bulles d'hydrogène sulfuré.

Cette eau renfermant aussi en suspension une certaine quantité de matière putrescible qui donne naissance à son tour à des êtres de toute sorte présente une teinte terne des plus caractéristiques, et qui est plutôt grisâtre ou brunâtre que verdâtre.

Cette teinte leur est aussi donnée par l'agglomération des cadavres d'oscillaires et d'algues inférieures. Ces corpuscules ne tardant pas à mourir dans ces eaux, qui sont le théâtre continuel de décompositions et de putréfactions (phénomènes qui donnent naissance à des êtres d'espèces différentes aux premiers), on est donc en droit de dire que les animalcules qui vivent dans les eaux grises tuent ceux des eaux vertes, absolument comme ceux-ci tuent ceux des eaux bleues, en faisant disparaître leur mouvement brownien, comme nous l'avons vu plus haut. Aussi le célèbre Humphry Davy avait-il raison de dire[1] que la nature entière n'était, pour les plus grands comme pour les infiniment petits, qu'un éternel champ de bataille.

Quant aux conclusions hygiéniques à faire au sujet des eaux stagnantes, je dirai que leur saveur, leur odeur, leur couleur et leur peu de fraîcheur suffisent pour les faire repousser. Quant à leurs effets funestes, je laisse la parole au père de la médecine[2] :

« Les eaux dormantes, soit de marais, soit d'étangs, surtout l'été, sont épaisses, troubles, chaudes, nauséabondes, ne se renouvelant pas. Chauffées continuellement par le soleil, leur atmosphère et leur usage sont malsains ; elles produisent des engorgements spléniques, des flux intestinaux ou, au contraire, des échauffements, des dysenteries, des diarrhées, des fièvres tierces, quartes et permanentes. »

1. H. Davy. Les derniers jours d'un philosophe.
2. OEuvres d'Hippocrate, traduction de Littré. Tome II, p. 27.

II. SAVEUR

La saveur est une des plus importantes propriétés organoleptiques des eaux potables.

Elle doit être faible, peu marquée, mais n'en doit pas moins exister; aussi ne sommes-nous pas de l'avis de Gallien, qui prétend qu'une eau potable ne doit avoir aucune saveur.

M. Chevreul, au contraire, veut qu'une eau employée pour la boisson ait une saveur, et, de plus, que cette saveur soit agréable.

MM. Littré et Robin, dans leur dictionnaire, disent que « les bonnes eaux potables doivent être de saveur sensible, agréable pour un palais habitué à apprécier la qualité des eaux. »

Nous ajouterons à cela que cette saveur ne doit pas surtout être fade, ni crue, ni douceâtre, ni saumâtre; ce sont là autant de points que nous développerons plus loin.

Il est bien naturel d'exiger de telles conditions d'une substance que nous ingérons chaque jour en plus ou moins grande quantité, que nous utilisons journellement aussi pour la préparation de nos aliments, qui fait partie intégrante de notre sang, ainsi que de tous les tissus et liquides de notre organisme.

L'influence de l'eau sur la constitution de l'homme est très-manifeste, et elle est tellement grande, qu'elle suffit à elle seule ou du moins pour une très-grande part à apporter, dans la constitution et la race des habitants de certains pays, des différences, des dégénérations et des perturbations considérables.

Cette influence de l'eau sur la santé n'avait point échappé à Hippocrate ; c'est ce qui lui avait fait dire dans son *Traité des eaux, des airs et des lieux :* « A ceux qui ont les voies digestives faciles à s'échauffer, il convient des eaux douces, légères, limpides ; ceux au contraire qui ont les organes digestifs atoniques ont besoin d'eaux plus dures et plus salées. »

Si Gallien ne reconnaît pas dans la saveur une propriété indispensable à l'eau potable, il prétend comme nous que l'on doit appliquer les sens à la reconnaissance d'une eau qui doit servir à l'alimentation. Il ne parle que de trois de nos sens et passe sous silence le quatrième dont nous nous servons, c'est-à-dire la sensibilité tactile et gustative par laquelle nous percevons la température de l'eau que nous ingérons.

Ce grand médecin dit que la *vue* doit reconnaître si l'eau est claire et limpide ; *l'odorat*, si elles sont bien réellement dépourvues d'odeur ; le *goût*, si elles n'ont point de saveur.

Enfin M. Michel Lévy, dans son *Traité d'hygiène*, veut que la saveur de l'eau potable soit fraîche, vive, agréable ; qu'elle ne soit ni fade, ni piquante, ni salée, ni douceâtre, ni acerbe, ni sulfureuse, et qu'elle n'occasionne ni pesanteur, ni trouble dans la digestion.

Pour montrer manifestement l'influence de l'eau insalubre sur la santé, je citerai le fait suivant :

En 1834, M. Grellois, médecin principal des armées,

reçut la direction d'une enquête officielle à l'effet de reconnaître à quelle cause était due la mortalité des soldats qui s'étaient embarqués à Bone, au mois de juillet, sur l'*Argo*, au nombre de cent vingt, et en parfaite santé.

Durant la traversée, les matelots jouirent d'une excellente santé, tandis que les militaires embarqués furent atteints de fièvres pernicieuses cholériques, épileptiques, comateuses, tétaniques, à tel point que treize moururent et furent jetés à la mer, et que quatre-vingt-dix-huit autres furent gravement atteints aussi et déposés dès l'arrivée à l'hôpital du lazaret de Marseille, où le navire fut forcé de faire quarantaine.

La cause de cette différence d'état sanitaire entre les matelots et les soldats, qui semblaient cependant avoir été soumis aux mêmes influences, ne tarda pas à être reconnue par M. Grellois.

Ce médecin apprit qu'au moment du départ de l'*Argo*, les soldats obligés de se procurer précipitamment de l'eau pour la traversée, n'avaient point pris le temps de la choisir en un lieu sûr et connu, et l'avaient puisée dans un endroit malsain, proche de la ville, tandis que les matelots avaient bu une eau saine dont ils avaient l'habitude de s'approvisionner.

Sur les 120 soldats, 111 seulement avaient été atteints ; les neuf autres n'échappèrent à l'affection que grâce à leurs économies, qui leur avaient permis d'acheter aux matelots des rations de l'eau réservée pour l'équipage [1].

Nous allons maintenant passer en revue les différentes sortes de saveur étrangère que peuvent acquérir les eaux douces, et les moyens de les corriger. Il est bien entendu que nous n'avons pas à parler ici des eaux minérales, dont les

1. Etudes hygiéniques sur les eaux potables (1859) Grellois.

propriétés sont considérées plutôt comme thérapeutiques que comme hygiéniques.

Comme il est facile de le remarquer, il n'y a qu'une différence de plus ou de moins entre les eaux douces et les eaux minérales, puisque toutes les eaux contiennent des principes minéraux.

Les eaux douces ne les contiennent qu'en quantités infinitésimales, dont la présence n'est appelée à jouer aucun rôle curatif dans les maladies, mais dont l'absence cependant serait préjudiciable à la santé, en soustrayant à l'économie des principes qu'elle ne trouverait peut-être pas en quantité suffisante dans les autres aliments, et qui contribuent en même temps à rendre leur saveur agréable et à les rendre faciles à être absorbées sans qu'elles ne troublent en rien les fonctions qu'elles sont appelées, au contraire, à favoriser.

I. Fadeur.

La fadeur de l'eau est due à l'absence des principes solides ou gazeux qui entrent ordinairement dans sa composition. Ainsi l'eau pure n'a nullement une saveur agréable, je parle ici de l'eau chimiquement pure ; elle fait l'effet d'un poids sur l'estomac, lorsqu'elle est ingérée même en très-petite quantité, d'où les noms de pesante, fade, indigeste, qui lui ont été parfois donnés.

En parlant des eaux dont la saveur est fade, nous verrons fort bien que ce sont justement celles qui sont le plus dépourvues de substances en dissolution ; aussi pourrait-on dire que les végétaux, comme les animaux, ne se désaltèrent pas simplement de protoxyde d'hydrogène, puisque l'eau chimiquement pure est loin de calmer la soif comme l'eau ordinaire.

Au premier rang des eaux fades, je citerai celle qui provient de la fonte de la neige et de la glace ; elle est trèspeu salutaire à l'entretien de la santé, et son emploi prolongé détermine des troubles dans la nutrition des peuples qui en font un usage exclusif. Sa fadeur est due à l'absence de chlorures, d'iodures, de carbonates, de sulfates, et des principes constitutifs de l'air, c'est-à-dire l'oxygène, l'azote et l'acide carbonique.

On croirait, au contraire, que la neige, qui, avant de se condenser sur le sol, a traversé les couches de l'atmosphère en flocons extrêmement petits, composés de cristaux séparés les uns des autres par des vacuoles d'air, on croirait, dis-je, que cette neige une fois condensée dût renfermer de l'air en dissolution ; mais il en est tout autrement.

Lorsque cette neige se solidifie, elle chasse tout l'air qu'elle renfermait ainsi que ses principes minéraux. Il en est de même de la glace.

L'eau de mer ne fait point exception à la règle, en se congelant à sa surface comme on le voit dans les mers polaires où elle forme de véritables montagnes de glace, elle chasse vers ses couches profondes toute la substance saline qu'elle contenait, de sorte que ces blocs de glace sont composés d'eau parfaitement pure.

Le capitaine Cooke raconte que, dans ses voyages aux mers polaires, lorsque ses provisions d'eau douce venaient à manquer, il faisait remplir ses tonnes avec la glace des banquises.

L'eau ainsi obtenue, considérée à juste titre comme eau pure, pouvait servir à l'alimentation de l'équipage sans inconvénient après avoir été aérée dans les récipients, et additionnée de principes minéralisateurs en infime quantité.

Nous voyons aussi que les Esquimaux font exclusivement usage des eaux provenant de la fonte des glaces de la mer, mais aussi quelle race dégénérée !..... et comment ne point incriminer pour une large part l'usage permanent d'une boisson aussi peu salutaire, en voyant la dégénérescence physique et morale de ces peuples.

Nous arrivons naturellement ici à parler des eaux de mer distillées, employées fréquemment aujourd'hui par les équipages durant les voyages au long cours. On peut dire de ces eaux ce qu'il a été dit des précédentes parce qu'elles ont été dépourvues par la distillation non-seulement des principes minéraux qu'elles contenaient en trop grande quantité pour être potables tels que chlorures, bromures, iodures, mais aussi de leurs petites quantités de sulfates, carbonates et parce que la distilation à laquelle elles ont été soumises les a totalement dépourvues de l'air qu'elle renfermaient.

Heureusement qu'il existe aujourd'hui des moyens fort ingénieux de rendre à ces eaux les principes salutaires à l'alimentation. Les vaisseaux de notre flotte et les grands navires de la marine marchande sont aujourd'hui pourvus de machines destinées au battage de l'eau douce obtenue par la distillation de l'eau de mer afin de l'oxygéner suffisamment en la soumettant au contact de l'air; mais je n'entreprendrai pas la description de ces appareils, ce qui nous entraînerait hors de notre sujet.

A l'oxygénation seule ne se bornent pas les moyens de rendre à cette eau pure tous les principes nécessaires, il faudra aussi y ajouter les différentes substances minérales que renferme à l'état normal une eau considérée comme potable et qui sont indiquées dans le tableau suivant de M. Fonssagrives :

    Chlorure de sodium. 0,0048,
    Sulfate   —   . . . . 0,0034.

Carbonate de chaux. . . . . . . 0,0481.

—   magnésie. . . . . . . 0,0061.

—   soude. . . . . . . 0,0146.

Peroxyde de fer . . . . 0,0055.

ce tableau représente en même temps les quantités relatives de ces différentes substances existant dans l'eau ordinaire.

Le peroxyde de fer dont nous parlons en dernier lieu peut à la rigueur n'être point ajouté à cette eau qui trouve des principes ferrugineux en quantité suffisante dans les grandes tonnes de tôle où elle est ordinairement conservée à bord des navires.

Quant à l'aération de l'eau, il faut qu'elle atteigne un certain degré pour être efficace, le tout était donc de trouver un moyen de mesurer les différents degrés d'oxygénation de l'eau potable.

A la suite de nombreuses recherches sur les eaux de rivières privées de leur oxygène par les décharges des égouts, des eaux résiduaires des féculeries, amidonneries, cartonneries, teintureries, etc, M. Gérardin reconnut que ce fameux problème de la connaissance de la quantité d'oxygène dissous dans une eau ne serait résolu que lorsqu'on aurait trouvé un réactif permettant de le doser.

Ce réactif devait être un corps très-oxydable et qui ne formât point de précipité avec aucun des corps que les eaux saines, altérées ou corrompues, peuvent renfermer.

Le problème était donc fort compliqué, comme il est facile de s'en rendre compte; mais M. Gérardin triompha néanmoins de toutes les difficultés de cette question, après de nombreuses et patientes recherches.

Il trouva un corps remplissant toutes les conditions énumérées plus haut : ce corps c'est l'*hydrosulfite de soude,* découvert dernièrement par M. Schutzenberger, chef du laboratoire de perfectionnement à la Sorbonne.

L'*hydrosulfite de soude*, en effet, possède la propriété des plus curieuses, d'absorber avec une rapidité étonnante l'oxygène d'une solution ou d'un mélange gazeux.

Voici la formule de ce corps :

$$S^2O^2Nao,HO.$$

Dès qu'on le met en présence de l'oxygène libre, il absorbe instantanément cet oxygène, et se transforme en *bisulfite de soude*, qui n'en diffère que par un atome ou deux équivalents.

On a alors la réaction suivante :

$$S^2O^2NaO,Ho + O^2 = S^2O^4NaO,HO.$$

Mais comment alors s'apercevoir que l'oxygène d'une eau se trouvait combiné avec le réactif pour former du bisulfite de soude ?

M. Gérardin imagina alors de colorer l'eau d'observation avec le bleu d'aniline soluble ; or cette substance a la propriété d'être instantanément décolorée par l'hydrosulfite de soude, et de résister, au contraire, à l'action du bisulfite.

Maintenant, voici comment on opère dans un litre d'eau dépourvu d'air et coloré légèrement avec le bleu d'aniline : en y versant quelques gouttes seulement d'hydrosulfite, la décoloration de cette eau est complète et instantanée.

Si, au contraire, l'eau renferme de l'air dissous, et par conséquent de l'oxygène, la décoloration ne se produit que lorsqu'on a ajouté assez d'hydrosulfite pour absorber tout l'oxygène dissous.

Il faut environ 10^{cc} du réactif pour absorber 1^{cc} d'oxygène.

Cette liqueur a besoin d'être titrée préalablement chaque fois que l'on veut s'en servir, car, en raison même de son affinité pour l'oxygène, elle est très-altérable au contact de l'air.

Ces expériences se font très-rapidement et avec exactitude ; elles demandent peu d'instruments, et leur ensemble est portatif, ce qui permet d'exécuter facilement les expériences en plein air.

« Par la découverte du dosage de l'oxygène dissous, dit M. Gérardin lui-même, dans son rapport fort intéressant sur l'altération, la corruption et l'assainissement des rivières, je me trouve en possession de trois méthodes différentes pour apprécier le degré d'altération ou d'infection des cours d'eau. Ces trois méthodes sont :

« 1° L'observation des herbes vertes et des mollusques aquatiques ;

« 2° L'examen microscopique des algues et des infusoires ;

« 3° Le dosage de l'oxygène dissous. »

Ce procédé de dosage de l'oxygène de l'eau porte le nom d'*oxymétrie*. Guidé par cette découverte, M. Gérardin rechercha si les eaux infectes renfermaient de l'oxygène en dissolution.

Il trouva qu'elles n'en renfermaient nullement, ces eaux sont celles où coulent les résidus des féculeries, des tanneries, vidanges, boyauderies, etc.

C'est ainsi qu'il en trouva dépourvues l'eau de la mare d'Aubervilliers, celle de la rivière du Croult, ainsi que celles du Rouillon et de la Molette à Saint-Denis.

C'est ainsi que j'ai trouvé très-pauvres en oxygène les eaux de la Seine à Clichy, à l'embouchure et aux environs du grand égout collecteur.

Voici le degré oxymétrique de la Seine au niveau du pont deClichy (M. Gérardin, 1874) :

> En été : 3 à 4^{cc} (par litre).
> En hiver: 5 à 6^{cc} (id.)

C'est en vain que j'ai cherché dans de telles eaux des traces de végétation, soit au fond, soit aux bords. Je n'ai trouvé que des restes de plantes complétement détruites par le contact d'une eau impure, noircies et imprégnées de substances organiques en décomposition.

Bien plus, les branches des arbres qui sont sur les bords retombant vers l'eau et y plongeant leurs feuilles et leurs rameaux, ne tardent pas à devenir noirâtres et putrilagineuses bien que toujours attachées à l'arbre dont elles font partie.

Dans ces eaux impures et désoxygénées je n'ai trouvé qu'une seule espèce de mollusques, et encore lorsque l'eau est trop infecte ce mollusque remonte-t-il de temps à autres sur les bords de l'eau, c'est la *Limnée auriculaire* qui seule peut vivre dans un milieu aussi privé d'oxygène lorsque tous les autres mollusques y ont cessé de vivre.

Sur le bras gauche de la Seine en ce point, c'est-à-dire du côté d'Asnières où l'eau d'égout n'arrive même qu'en très-petite quantité, M. Gérardin en 1868, moi ensuite en 1876, y avons cherché en vain la *Physa Fontinalis*, ce mollusque délicat des eaux riches en oxygène, comme il en existe en amont de l'embouchure du collecteur, sur les bords de l'île de la Grande-Jatte.

Voici le degré oxymétrique de l'eau de Seine prise au niveau de l'île de la Grande-Jatte. (M. Gérardin 1874.)

> En été : 5 à 6^{cc} (par litre).
> En hiver: 7 à 8^{cc} (id.)

D'après ces recherches il est donc facile de voir que la présence de l'air, et par conséquent de l'oxygène dissous dans une eau, est une preuve manifeste de sa salubrité si toutefois cette quantité d'oxygène atteint une moyenne généralement fixée à :

$$5^{cc} \text{ par litre.}$$

Ainsi que nous le voyons par les analyses précédentes, la Seine a des points où ses eaux sont saines et potables, d'autres au contraire où elle ne l'est point, d'autres enfin où elle est médiocre.

A son entrée dans Paris, elle est particulièrement saine et potable, et cela se conçoit, car elle n'a point encore été polluée par les différentes déjections de la capitale, bien qu'aujourd'hui des travaux fort ingénieux fassent déverser hors de la ville, l'eau des égouts des différents quartiers.

A sa sortie de Paris l'eau de la Seine ne possède plus que 3 ou 4 centilitres d'oxygène par litre, tandis qu'à son entrée elle en contenait environ 5 ou 6 centilitres.

Il résulte des études précédentes que l'oxygénation de l'eau est éminemment propre à la rendre potable et à lui donner un degré de salubrité admis par tous.

M. Gérardin en particulier propose la définition suivante pour établir la différence qui existe entre les eaux insalubres : *Une eau est saine, lorsque les végétaux et les animaux doués d'une organisation supérieure peuvent y vivre. Au contraire, une eau est infectée, lorsqu'elle fait périr les animaux et les végétaux supérieurs et qu'elle ne peut nourrir que des infusoires et des cryptogames* [1].

L'oxygène ne joue à la vérité aucun rôle dans la digestion, mais il communique à l'eau une saveur beaucoup plus agréable et surtout sa présence est incompatible avec celle des matières étrangères pouvant l'altérer.

1. Rapport sur l'altération, la corruption et l'assainissemeut des rivières, p. 11.

En effet dès qu'une eau se charge de matières organiques, ces matières ne tardent pas à s'oxyder et à se décomposer, cette oxydation et cette décomposition ne peut se faire qu'au moyen de l'oxygène de l'eau. Une fois décomposées, ces substances organiques dégagent des sulfures qui, à leur tour, s'emparent de l'oxygène qui restait afin de se transformer en sulfates terreux.

On voit donc facilement qu'une eau riche en oxygène sera dépourvue de toutes ces substances étrangères.

L'eau aérée devra aussi contenir environ 10 centimètres cubes d'*azote* par litre; nous ne dirons rien de ce gaz, dont l'action *semble* nulle sur la saveur de l'eau.

L'eau potable doit enfin renfermer environ 15 cent. cubes d'acide *carbonique* par litre.

La saveur agréable que ce dernier gaz communique à l'eau potable est éminemment propre aussi à en corriger la fadeur; aussi faisons-nous journellement usage des eaux de Seltz, Vals, St-Galmier, etc., dont le gaz carbonique a pour action non-seulement d'activer l'appétit et la digestion, mais aussi de donner à la boisson une saveur plus vive et plus agréable.

II. Crudité.

Voyons à présent quelles sont les eaux dont la saveur donne une sensation de crudité plus ou moins accusée.

Ce sont celles que l'on a coutume de nommer eaux crues, dures, lourdes, indigestes, désagréables.

Il est un autre terme qui les caractérise mieux, c'est celui d'eaux *séléniteuses*. Mais nous nous conformerons à l'usage, en les nommant *eaux crues*, à cause de leur saveur particulière, difficile à décrire, mais dont nous nous rendons bien compte, lorsque nous en avons bu une seule fois, et à laquelle on donne généralement le nom de crudité.

Ces eaux contiennent une assez forte proportion relative de *sélénite* ou *sulfate de chaux*, d'où le nom d'*eaux séléniteuses*, qu'on leur a donné à juste titre ; or une eau n'est plus potable lorsqu'elle contient plus d'un millième de ce sel.

Ce qu'il y a de curieux, c'est que ces eaux, surchargées de sulfates calcaires, ont une clarté et une limpidité exemptes de tout reproche.

Il en est donc de l'eau comme de bien d'autres choses, il ne faut pas se fier aux apparences, car ces eaux, quoique très-limpides, ne sont point normales dans leur composition, et l'on a remarqué qu'elles occasionnaient parfois de violentes tranchées, et que, prises même une fois par hasard, elles semblaient toujours lourdes et indigestes.

Ce sont ces eaux qui sont au plus haut degré impropres à la cuisson et au savonnage, et lorsque dans leurs définitions des eaux potables, Pline l'Ancien d'abord, et tous ceux qui après lui ont étudié les eaux au point de vue de l'hygiène, disent qu'une eau potable *doit bien cuire les légumes sans les durcir*, ils prétendent exclure d'une telle eau le *sulfate de chaux*, qui pénètre la légumine, l'incruste, et rend par ce moyen les légumes beaucoup plus durs qu'auparavant, malgré une coction des plus prolongées.

Quant au savon, au lieu de se dissoudre dans ces eaux séléniteuses, il se décompose et forme avec le sulfate de chaux, qui se dédouble aussi, des oléates et des margarates calcaires.

Voici l'opinion du savant professeur *Bouchardat* sur les eaux séléniteuses, auxquelles il donne le nom d'*eaux gypseuses*. Il enseigne que le sulfate de chaux mélangé à des matières organiques en décomposition dans les terrains dolomitiques aurait sur la production du goître endémique et du crétinisme la plus grande action après le sulfate de magnésie. Nous voyons en effet que les terrains gypseux sont souvent unis aux terrains dolomitiques ou magnésiens, et qu'ils constituent en grande partie le sol des contrées où le goître endémique exerce ses ravages.

M. Bouchardat ajoute ensuite qu'il existe cependant des terrains où le gypse abonde et où cependant le goître est inconnu, et qu'il faut par conséquent ajouter cette cause à certaines autres dont nous parlerons plus loin.

Ainsi les eaux d'Arcueil que l'on boit à Paris sont chargées de sulfate de chaux, et cependant le goître et le crétinisme sont inconnus dans cette ville.

L'eau des puits de Paris en contient aussi une forte proportion; c'est cette eau qui est employée par les boulangers de la capitale pour faire leur pain; elle est impropre au savonnage et à la coction des légumes, puisqu'elle marque 30° à l'hydrotimètre.

Voici l'analyse de l'eau du puits de l'Ecole militaire, d'après M. Payen (pour un litre) :

Sulfate de chaux.	1 gramme		352
— magnésie	0	—	551
Carbonate de chaux	0	—	089
Chlorure de sodium	0	—	094
— magnésium . . .	0	—	095

On voit clairement que cette eau est surchargée de sulfate de chaux et impropre à l'alimentation et à la cuisson, puisqu'au lieu d'un millième de sulfate elle en renferme 1,352 milligrammes.

Voyons maintenant les moyens hygiéniques de combattre la présence du gypse dans l'eau d'alimentation.

Lorsqu'une eau en renferme plus d'un millième, comme

Atgier.   3 il est dit, et qu'on est cependant forcé d'en faire usage, il faudra faire perdre à cette eau la saveur crue et l'action indigeste qu'elle a, en la privant du sulfate de chaux.

On arrivera à ce résultat en lui substituant un sel de soude ou de potasse, le carbonate de préférence, dont les effets sont moins funestes et qui peut être absorbé en plus grande quantité impunément.

Il se formera ainsi, par double décomposition, du sulfate de soude ou de potasse qui restera en dissolution dans l'eau, et du carbonate de chaux qui se déposera au fond des récipients.

Il est une cause qui rend parfois crue et séléniteuse les eaux d'un puits qui jusqu'alors ne l'avaient pas été. Cette cause, c'est la présence de décombres et de plâtras que l'on accumule souvent avec négligence autour des puits, à la campagne.

Ces détritus provenant du décrépissage des murailles se composent en grande partie de sulfate de chaux, qui avec le temps, la pluie aidant, s'infiltre peu à peu dans le sol et est entraîné avec l'eau dans le puits. Cet inconvénient sera facile à éviter.

D'après MM. Boutron et Boudet, dans leurs recherches sur les eaux potables, la valeur d'une eau de source ou de rivière, en général, est en raison inverse de la quantité de chaux et de magnésie qu'elle renferme.

Partant de ce principe, ils ont imaginé un moyen de doser les quantités de ces deux sels existant dans une eau; ce moyen consiste dans l'emploi méthodique de la teinture de savon, et porte le nom d'*hydrotimétrie*.

Nous ne décrirons pas ce procédé destiné à reconnaître le degré de crudité de l'eau, mais nous ferons remarquer que de même que nous avons un moyen de reconnaître le degré de salubrité d'une eau fade par l'*oxymétrie* de

M. Gérardin, de même nous avons, au moyen de l'*hydro-timétrie* de MM. Boutron et Boudet, un moyen de reconnaître le degré de salubrité d'une eau crue. Cette dernière méthode est déjà connue depuis 1854, tandis que la première est toute nouvelle encore et date de deux ans à peine.

La limite extrême, pour une eau potable et de bonne qualité, est de 25 degrés hydrotimétriques, représentant en totalité environ 25 centigrammes de sels de chaux et de magnésie par litre d'eau ; les eaux des fleuves et rivières de France marquent en moyenne de 12 à 15 degrés à l'hydrotimétrie.

Il y a aussi une limite minimum pour le degré oxymétrique d'une eau potable ; cette limite est d'environ 4 à 5 degrés oxymétriques, représentant 4 à 5 centigrammes d'oxygène dissous par litre d'eau. C'est là le degré des eaux de Seine dans les endroits où elle est potable et salubre ; le degré maximum qu'une eau puisse acquérir à l'oxymètre va jusqu'à 10 et 11 degrés, comme le montre l'analyse de l'eau de la cascade du bois de Boulogne.

Nous n'avons parlé encore que d'une seule cause de la crudité de l'eau, c'est-à-dire de la présence du sulfate de chaux ; il nous reste à parler de la seconde cause, la présence du sulfate de magnésie.

Ce sel ne fait qu'augmenter la dureté et l'insalubrité des eaux crues. Ce ne sont plus alors simplement des eaux sélénitiques ou gypseuses ; ce sont des eaux dolomitiques, du nom des terrains où on les trouve, et qui ne sont autres que les calcaires-magnésiens ou dolomies.

C'est à l'eau de ces terrains que M. Bouchardat fait jouer le plus grand rôle dans la production du goître et du crétinisme, lorsque cette eau est associée à certaines matières organiques ayant séjourné sur ces terrains, comme il nous l'a fort bien expliqué à ses cours d'hygiène faits à la Faculté de médecine au mois de mai dernier.

Ce savant professeur insiste sur la réunion des deux causes, à savoir : terrains dolomitiques et matières organiques pour la production de ces endémies. Ce serait la décomposition de ces matières organiques provenant des végétaux de ces terrains qui devrait être incriminée, matières qui, dans les marais, produisent les effluves palustres ; or les fièvres intermittentes règnent aussi dans les pays à goître endémique.

Les recherches que fit M. Bousssingault dans les Cordillères des Andes le portent, au contraire, à attribuer la présence du goître à l'usage d'eaux presque pures, peu aérées et provenant de la fonte des neiges et des glaces du sommet des montagnes.

M. Chatin attribue cette endémie à l'absence d'iode dans les eaux provenant des glaciers, et après de nombreuses recherches, il conclut qu'elle apparaît dans les pays où l'organisme n'absorbe pas un centième de milligramme d'iode dans les vingt-quatre heures.

M. Poggiale, dans son discours à l'Académie de médecine en 1862, dit que toutes les accusations dirigées contre les eaux de certaines contrées, comme cause du goître et du crétinisme, n'ont aucun fondement, et qu'il faut chercher dans les habitations malsaines, l'air confiné et vicié, l'alimentation défectueuse, les mariages entre goîtreux et consanguins, la compression traditionnelle des vaisseaux du cou, etc., etc., la véritable cause de cette dégénérescence endémique.

Quoi qu'il en soit, pour obvier aux dangers de l'emploi de telles eaux, il conviendra de les faire bouillir avant de les boire, de les exposer ensuite un certain temps à l'air. et d'ingérer de temps à autre des iodiques en infime quantité, comme l'enseigne **M. Bouchardat.** La présence des sulfates calciques et magnésiens dans ces eaux se reconnaîtra à ce que les premiers donneront un précipité blanc par l'oxalate d'ammoniaque :

$$(AzH^3\overline{O}HO + CaO,SO^3 = (HzH^3,SO^3)HO + \underline{CaO},\overline{O}.$$

et les seconds par le phosphate de soude ammoniacal :

$$(2NaOAzH^3,PhO^5 + 2MgO,SO^3 =$$
$$= AzH^3,2MgO,PhO^5 + 2NaO,SO^3.$$

III. Saveur douceâtre.

Cette saveur particulière qu'acquièrent certaines eaux est due à un **excès de carbonates calcaires** qui les rend désagréables à boire en même temps que lourdes et indigestes.

C'est à l'état de bicarbonate que la chaux se trouve dissoute dans une eau, puisque le carbonate est insoluble ; aussi, lorsque l'excès d'acide carbonique se dégage, voit-on le carbonate de chaux se déposer à l'état solide, et incruster les tuyaux ou les réservoirs.

C'est ce que l'on voit dans les conduits qui amènent à Paris les eaux d'Arcueil. Au bout d'un certain temps, les sédiments calcaires rétrécissent leur calibre et finissent par l'obstruer complétement.

L'eau d'Arcueil est cependant limpide, fraîche et agréable, car la quantité de ses sels calcaires, bien qu'elle soit grande pour une eau potable, n'est pas assez considérable pour altérer sa saveur en la rendant douceâtre, et pour lui communiquer une action funeste sur la santé de ceux qui en font journellement usage.

Voici la composition de cette eau, d'après une analyse

faite à la fontaine Saint-Michel par M. H. Deville (pour un litre d'eau) :

Carbonate de chaux	0	gramme	1990
— magnésie.	0	—	0082
Sulfate de chaux.	0	—	1638
— soude	0	—	0054
— potasse.	0	—	0201
Chlorure de sodium	0	—	0376
— magnésium . . .	0	—	0166
Azotate de magnésie	0	—	0570
Phosphates et alumine . . .	0	—	0053

A côté de ces eaux potables, riches en sels calcaires, il en existe d'autres qui méritent à juste titre le nom de douceâtres ; ce sont celles que l'on nomme incrustantes.

Il m'a été permis d'observer une source d'eau de ce genre dans la Saintonge, où elle est connue sous le nom de source de la *Grotte des Fadets*. Cette appellation provient d'une légende des habitants du pays, qui croyaient jadis que cette grotte était hantée, la nuit, par les esprits malins, qui changeaient en pierre tous les objets qu'on avait jetés dans l'eau de cette source.

Un objet quelconque, plongé pendant quelques jours dans cette eau, ne tarde pas, en effet, à se recouvrir de sédiments calcaires, à se pétrifier, comme l'on dit vulgairement. Sa saveur est désagréable et mérite bien le nom de douceâtre, qu'on lui donne faute d'une meilleure expression ; celle d'eau calcaire serait peut-être préférable et la distinguerait de l'eau séléniteuse et de l'eau dolomitique.

Enfin, citerais-je le ruisseau de Sainte-Allyre, en Auvergne, dont les propriétés incrustantes sont beaucoup plus connues ? Cette eau est considérée dans le pays comme impropre à la boisson, et comme désagréable au goût ; elle n'est célèbre que pour sa propriété de recouvrir de cristallisations calcaires les objets qu'on y fait séjourner.

Ces eaux ne peuvent donc être utilisées pour l'alimentation ; mais, si des eaux surchargées d'une quantité de carbonate de chaux un peu moins grande doivent être employées forcément, on corrigera leur saveur en les laissant un certain temps à l'air libre avant de les boire ; l'acide carbonique en excès se dégagera, et le carbonate insoluble, devenu libre, se déposera au fond des réservoirs.

Ce phénomène s'opérera plus promptement si l'on soumet ces eaux à l'ébullition ; l'acide carbonique en excès se dégagera beaucoup plus rapidement.

Il en sera de même si l'on ajoute à cette eau une certaine quantité d'eau de chaux ; cette eau de chaux s'emparera de l'acide carbonique du bicarbonate soluble, et il se produira un précipité de carbonate calcaire encore plus abondant.

$$CaO,2CO^2 + CaO = 2\,(CaO,CO^2).$$

IV. Saveur saumatre.

A l'état naturel l'eau potable renferme une très-minime quantité de chlorures, iodures, bromures, qui concourent à lui donner sa sapidité particulière.

M. Bouchardat a trouvé dans l'eau de la Seine avant son entrée dans Paris :

0 gramme 0 1 8 de chlorures.

Ce sont des chlorures de sodium, de magnésium, de potassium, et, règle générale, ils sont presque toujours accompagnés d'iodures, de bromures, et même de fluorures.

Mais si la présence d'une légère quantité de ces sels est

utile pour contribuer à la saveur agréable de l'eau potable; il n'en est plus ainsi, lorsque cette quantité dépasse les limites ordinaires.

L'eau acquiert alors une saveur désagréable, amère, qui n'est point tout à fait la saveur salée, mais qui en approche beaucoup et que l'on appelle *saumâtre*.

Il est facile de concevoir que l'usage d'une telle eau ne doit être ni agréable, ni salutaire, car, non-seulement elle est impropre à calmer la soif, mais encore elle a sur les voies digestives une action purgative qui, à la longue, produirait sur la muqueuse gastro-intestinale des phénomènes irritatifs plus ou moins prononcés.

J'ai eu l'occasion de remarquer des eaux de ce genre dans les puits de l'île de Ré. Une grande partie des puits qui avoisinent le littoral nord ne produisent qu'une eau plus ou moins saumâtre et d'une saveur fort désagréable; cette eau ne peut servir à l'alimentation, ni aux besoins domestiques.

Ils sont forés dans un terrain calcaire et quelques-uns fournissent une eau à la fois crue et saumâtre.

A quoi attribuer la saveur de l'eau de ces puits ? Est-elle due à une infiltration des eaux de la mer. Cela ne peut se concevoir, car il en est qui sont tout à fait voisins des dunes de la côte sud et qui fournissent une eau très-potable, tandis qu'il en est d'autres plus éloignés de cette côte et qui produisent une eau saumâtre. La géologie seule peut nous enseigner ce phénomène sur lequel nous n'insisterons pas ici.

La présence de ces chlorures dans les eaux saumâtres sera dévoilée en traitant ces eaux par quelques gouttes de nitrate d'argent.

Au contact des chlorures alcalins, le nitrate d'argent sera décomposé et il se formera un nitrate alcalin et du chlorure d'argent qui donnera lieu à un précipité blanc caillebotté.

$$NaCl + AgO,AzO^5 = NaO,AzO^5 + AgCl.$$

Pour les motifs indiqués plus haut ces eaux devront être exclues de l'alimentation.

V. Saveur douce proprement dite.

Après avoir ainsi étudié toutes les sortes de saveurs étrangères que peuvent acquérir les eaux douces, par l'augmentation de l'un ou l'autre des principes qu'elles contiennent généralement et quelles sont celles de ces saveurs qui empêchent une eau d'être potable en rendant son usage plus ou moins dangereux pour la santé, nous conclurons en proscrivant l'usage :

1° De l'eau dont la saveur est fade, car elle est dépourvue d'air et des matériaux fixes qui contribuent à sa saveur agréable lorsqu'ils sont en quantité très-minime, environ 0,50 centigrammes au plus pour un litre ;

2° De celles dont la saveur est crue, dure, parce qu'elles sont surchargées de sulfates de chaux et de magnésie ;

3° De celles qui ont une saveur douceâtre, car elles sont surchargées de carbonates calcaires ;

4° Des eaux saumâtres parce qu'elles renferment trop de chlorures alcalins.

A moins de corriger ces eaux par les moyens dont nous avons parlé lorsqu'on sera obligé d'en faire usage.

Il nous reste à présent à parler de la saveur de l'eau qui ne mérite aucune des qualifications précédentes, que j'appellerai *saveur douce*, et qui est celle des eaux potables proprement dites.

Je sais bien que le nom de *douceur* peut être pris en une

autre acception, ainsi on a l'habitude d'appeler eau douce toute eau qui n'est point salée comme l'eau de mer; en cela nous nous conformons à l'usage, puisque nous n'avons pas dans notre langue d'autre expression pour désigner ces eaux.

Nous appellerons donc, comme tout le monde, ces dernières du nom d'*eaux douces;* mais nous réserverons le nom d'*eaux douces proprement dites* à celles dont l'impression sur notre goût et sur notre estomac est agréable, salutaire et procure une sensation de bien-être général.

Cette sensation de *douceur* n'est pas le résultat de la pureté de l'eau, puisque nous avons vu que les eaux chimiquement pures étaient considérées comme fades et indigestes ; mais elle est produite par un équilibre bien maintenu entre les principes gazeux et minéralisateurs, relativement à la quantité d'eau pure dans laquelle ils existent en dissolution.

Cette saveur douce est celle des eaux qui méritent, à proprement parler le nom d'*eaux potables;* je veux parler des eaux bleues ou eaux de sources, et des eaux vertes, ou eaux de rivières non polluées. Comme la Dhuis et la Seine, en amont de la capitale, nous en offrent un exemple.

Témoin cette analyse de la Dhuis, faite par M. Boudet, et que nous trouvons dans le discours qu'il a prononcé à l'Académie de médecine, dans la séance du 17 février 1863, et cette analyse de l'eau de Seine faite à Bercy, le 17 juin 1846, par M. H. Deville[1] :

Matériaux fixes et gaz dissous (par litre).	Seine	Dhuis,
Acide carbonique.	0^{lit} 0162	0^{mc} 2900
Azote	0 0120	0 1478
Oxygène.	0 0039	0 0500

1. Wurtz. Traité élémentaire de chimie médicale, p. 73.

Carbonate de chaux.	0^{lit}	1655	0me	210
— magnésie	0	0034	0	024
— soude.	0	0000	0	010
Sulfate de chaux	0	0269	0	001
— potasse	0	0050	0	000
Azotate de soude.	0	0094	0	013
— magnésie	0	0052	0	013
Chlorure de sodium.	0	0123	0	011
Acide silicique	0	0244	»	
Alumine	0	0005	»	
Peroxyde de fer	0	0025	»	
Totaux	0^{lit}.	2544	0me.	293

III. ODEUR

—

Nous avons peu à dire sur cette propriété des eaux douces; mais cependant nous ne dirons pas, comme certains auteurs, que l'eau potable est dépourvue d'odeur.

Lorsque l'on boit un verre d'eau potable, de quelque provenance qu'elle soit, la quantité est trop petite pour qu'il puisse s'en exhaler une odeur quelconque.

Il n'en est plus ainsi lorsque l'on se trouve auprès d'une quantité d'eau considérable, telle qu'une rivière, un fleuve, ou tout au moins un de ces grands réservoirs de la Seine ou de la Vanne qui envoient leurs eaux dans tous les quartiers de Paris.

M. Foissac met en doute cette opinion que Pausanias et Athénée émettaient autrefois au sujet du puits de Mothone dans le Péloponnèse, en disant qu'il exhalait l'odeur des parfums de Cysique[1].

Assurément, nous ne voulons ni ne pouvons réfuter, à ce sujet, le doute qu'émet M. Foissac ; mais en faisant abstraction de l'exagération qui doit exister dans les paroles de Pausanias et d'Athénée, nous ne trouvons pas surprenant qu'une eau produise sur l'odorat une sensation agréable.

Est-ce que l'eau de la mer ne procure pas, lorsqu'on arrive

1. La météorologie dans ses rapports avec la science et l'homme, t. I, p. 369.

sur ses bords, surtout si on en a été longtemps éloigné, une senteur toute particulière. Cette odeur fort appréciable pour les eaux de la mer n'en existe pas moins pour les eaux douces, quoique à un degré moins marqué.

Ce qui a fait dire que l'eau douce n'a point d'odeur, c'est, dis-je, parce que l'on n'a pas cherché à percevoir cette sensation au milieu ou auprès d'une grande étendue d'eau, et qu'on s'est contenté, bien souvent, de sentir si un verre d'eau exhalait une odeur étrangère ou nauséabonde ; et ne trouvant point cette odeur étrangère, on s'est empressé de dire que l'eau douce ne sentait rien.

Nous sommes fort étonné de voir M. Boudet dire ces paroles : « L'eau de la Dhuis, comme celle de la Seine, est sans odeur et sans saveur, » dans son discours prononcé à l'Académie de médecine, dans sa séance du 17 février 1863.

M. Grellois dit aussi que « l'eau doit être sans odeur »[1]. Certainement, l'eau doit être sans odeur dans la carafe qui est placée sur notre table, dans le verre où nous la buvons, parce que si dans une si petite quantité d'eau nous pouvions percevoir une odeur quelconque, ce serait une odeur étrangère ; l'eau douce ne sent rien sous un petit volume.

C'est absolument comme si on disait : L'eau potable doit être sans couleur. Oui, elle doit être sans couleur sur nos tables ; car si l'eau d'une carafe était colorée, cette coloration serait due à une autre cause qu'à la couleur naturelle de l'eau.

Nous n'en dirons pas autant de la fraîcheur et de la saveur qui se perçoivent dans l'ingestion d'une seule gorgée d'eau. Et cependant, dans le passage cité plus haut,

---

1. Études hygiéniques sur les eaux potables, p. 14.

M. Boudet ajoute que les eaux de la Dhuis et de la Seine sont sans saveur ; c'est que M. Boudet n'a jamais fait la comparaison entre la saveur d'une eau chimiquement pure ou résultant de la fonte de la glace, et celle d'un verre d'eau venant de la Seine, même avant son entrée dans Paris, ou d'un verre d'eau provenant de la Dhuis.

Nous voyons, dans l'antiquité, Gallien émettre la même opinion, et dire que la meilleure eau est celle qui n'a aucune saveur et absolument aucune odeur.

Si tous ces savants n'ont jamais perçu l'odeur de l'eau douce, c'est, nous le répétons, qu'ils n'ont peut-être jamais songé à la rechercher où elle devait être, et qu'ils ne se sont jamais mis dans les conditions nécessaires pour la perce voir.

Quant à nous, voici ce que nous pensons de cette propriété organoleptique de l'eau douce.

De l'eau chimiquement pure, nous n'en dirons rien, ne nous étant pas trouvé encore dans les conditions nécessaires pour rechercher si elle a une odeur, c'est-à-dire auprès d'une immense quantité de cette eau.

Nous n'en dirons pas autant des eaux de la Dhuis, de la Seine et de la Vanne.

Un soir que je causais avec M. Gérardin, sur ses travaux au sujet des eaux bleues et des eaux vertes, je lui posais cette question : « Avez-vous parfois constaté l'odeur des eaux douces, lorsque vous vous êtes trouvé auprès de grandes quantités de ces eaux ? »

M. Gérardin me répondit par l'affirmative, en me décrivant les sensations qu'il avait éprouvées lui-même. Par cette réponse, je vis qu'il avait vu et observé avant moi ce que je croyais avoir vu le premier. Cette odeur n'avait point échappé à cet observateur de la nature.

Mais il m'apprit une chose que je n'avais point encore

remarquée : c'est que les eaux de sources, et celle de la Vanne en particulier, avaient aussi leur odeur.

Je n'avais encore remarqué moi-même que celle des eaux de rivières, et de la Seine en particulier (abstraction faite des eaux de la mer, dont je n'ai point à parler dans ces études sur les eaux douces).

Je me transportai donc aux réservoirs de la Vanne, auprès de l'observatoire de Montsouris, et je constatai, auprès d'une grande quantité d'eau transparente, la vérité des paroles de M. Gérardin.

Je conclus donc ainsi : *Les eaux douces possèdent véritablement une odeur que j'appellerai* sui generis.

Je dirai de cette odeur ce que M. Grellois dit de la saveur de l'eau douce : « L'eau possède une saveur qui ne saurait être précisée, parce que nous manquons de terme de comparaison ; c'est une saveur *sui generis*, qui n'emprunte rien aux autres substances sapides. » (Études hygiéniques sur les eaux potables, p. 15.)

Cette odeur n'est point la même auprès des eaux transparentes qu'auprès des eaux ternes.

L'odeur des eaux *transparentes* de la Vanne, perçue dans ses réservoirs au plateau de Montsouris, est une odeur *suave et agréable*. Je n'ai point d'autre expression pour la désigner, car je ne sais encore à quoi la comparer.

Quant aux eaux ternes, celles de la Seine par exemple, en amont de Paris, leur odeur est différente : cela se conçoit ; car bien qu'elles ne soient nullement polluées, elles tiennent en suspension des quantités innombrables de corps étrangers, détritus végétaux, infusoires, algues microscopiques, etc., etc., en un mot, ce que l'on nomme la *matière verte de Priestley*.

Cette odeur ressemble à celle des caves fraîches, et est quelque peu désagréable.

Ce n'est point précisément une odeur de moisi, ce n'est point non plus une odeur de végétaux détrempés ; c'est quelque chose d'approchant à tout cela, mais moins accentué.

Cette odeur peut être facilement perçue dans les réservoirs de la ville de Paris, celui de Gentilly entre autres, où les eaux proviennent de la Seine, puisées au quai d'Austerlitz ; elle peut être perçue sur la Seine elle-même ; et, comme je l'ai remarqué, quand on prend un bain dans ce fleuve, surtout lorsqu'après avoir nagé entre deux eaux on revient à la surface, l'air inspiré alors, mis en contact avec les quelques gouttelettes qui ont pu pénétrer dans les narines, permet de percevoir très-nettement cette odeur particulière.

Il ne faudrait pas faire cette épreuve dans les bains publics de la Seine à Paris, où l'eau a l'odeur de tout ce qui s'y trouve ; mais dans la Seine avant son entrée dans Paris, où l'on s'accorde à lui reconnaître toutes les qualités d'une eau bonne et potable.

Ainsi donc, pour nous, l'eau douce offre une odeur appréciable à notre odorat ; et si on ne l'avait point remarquée jusqu'à ce jour, c'est qu'on n'y avait probablement pas pensé ou qu'on l'avait mal observée.

Quant aux eaux *crues*, elles ont aussi leur odeur, mais ici rien de *sui generis* ; elles sentent ce qu'elles renferment. c'est-à-dire les sulfates. J'ai eu occasion d'observer cette odeur moi-même à l'eau de certains puits des terrains gypseux, comme M. Gérardin, qui leur a trouvé une odeur *sénéliteuse*. Ce n'est point une odeur sulfureuse, puisque ces eaux ne produisent aucun précipité noir par les sels de plomb, et ne renferment point de sulfures, par conséquent ; c'est une odeur séléniteuse.

Quant aux eaux polluées par des matières organiques

en décomposition, tous ceux qui se sont trouvés en présence de ces eaux ont pu tout aussi bien que moi reconnaître leur odeur : on n'a qu'à aller sur les bords de la Seine, à Asnières, Clichy, Chatou, Bougival ; on n'a qu'à s'approcher des eaux stagnantes, et l'on percevra sans peine cette odeur sulfureuse, due aux sulfures qui se forment dans cette eau par la présence des sulfates terreux sur les matières organiques en décomposition, et au dégagement continuel de bulles plus ou moins grosses d'hydrogène sulfuré ; bulles de gaz qui sont parfois très-grosses, et qui, lorsqu'elles viennent crever à la surface de l'eau, donnent lieu à l'odeur nauséabonde que l'on perçoit sur les bords des marais.

Je n'ai point trouvé d'odeur particulière bien manifeste aux eaux *douceâtres* des terrains crayeux.

Quant aux eaux *saumâtres*, elles exhalent, comme on doit le supposer, et comme cela a lieu, une odeur particulière qui, lorsqu'elle est plus ou moins appréciable, comme je l'ai vu dans les eaux des puits de l'Ile de Ré, est tout à fait analogue, moins l'intensité, à l'odeur des eaux marines.

« A quoi attribuer l'odeur de l'eau douce ? » A cela je répondrai que je n'en sais rien absolument, et qu'à ce sujet je ne puis faire que des conjectures.

Est-ce à la présence des matières que renferme l'eau à l'état naturel ? Je n'ai aucune observation qui me permette de m'appuyer sur cette hypothèse ; néanmoins, en réfléchissant bien on ne peut admettre d'autre cause. Ce n'est pas l'eau par elle-même, puisque l'hydrogène et l'oxygène qui la composent sont considérés en chimie comme des corps complétement inodores, qu'ils soient isolés ou réunis.

Si j'étais mis en demeure d'en expliquer la cause, je dirais qu'elle est due à la réunion des matériaux fixes de toute sorte, des gaz et des substances organiques végétales ou animales, vivantes ou mortes, que l'analyse peut *ou ne peut pas* reconnaître dans une eau.

Pour les eaux ternes ou de rivières, cette cause n'est point difficile à admettre, pour les eaux transparentes comme celles de la Vanne, par exemple, qui est canalisée depuis sa source en Bourgogne jusqu'à Paris, cette cause n'est cependant pas aussi difficile à admettre qu'on peut le croire.

Dans son parcours couvert, si cette eau ne s'est point chargée, comme celle des rivières, de matériaux étrangers, lorsqu'elle jaillit à sa source, ne contient-elle pas déjà des substances minérales et organiques des terrains qu'elle a traversés avant d'arriver au niveau du sol?

De ces substances, on n'en connaît qu'une partie; cette partie comprend les sels minéraux qu'y découvre l'analyse chimique; mais il y a bien autre chose dans les eaux pures.

Et cette quantité innombrable de particules que le microscope ne peut même saisir, mais dont il peut constater un des phénomènes qu'elles produisent dans l'eau, je veux parler du mouvement brownien que M. Gérardin vient de découvrir[1] dans les eaux les plus pures, celles de la Vanne, par exemple, mouvement qui n'existe plus dans les eaux ternes, comme celles de la Seine, où il est détruit par les matières en décomposition.

Je ne veux pas prétendre précisément que ce soient ces particules invisibles qui donnent à l'eau pure son odeur *suis generis*, je veux montrer seulement qu'il existe dans les eaux potables beaucoup plus de choses que nous n'en

1. A. Gérardin. Traitement des eaux industrielles.

connaissons, et que, quand nous avons extrait de l'eau l'air et les sels minéraux qu'elle renferme, quand bien même cette eau est pure, nous laissons après notre analyse bien des inconnues, et ces inconnues sont peut être la cause des choses qui nous échappent et des phénomènes dont nous ne pouvons pas encore donner l'explication.

Avant de terminer ce chapitre, faisons ressortir ce qu'il en résulte au point de vue auquel nous nous sommes placé dans cette étude, c'est-à-dire au point de vue hygiénique.

Je ne dirai donc pas, comme ceux qui m'ont précédé dans l'étude des eaux potables, que ces eaux ne doivent avoir aucune odeur ; au contraire, je dirai que, dans une grande quantité, elles doivent avoir une odeur agréable, lorsque ce sont des eaux transparentes.

Quant aux eaux ternes, leur odeur doit être très-peu appréciable dans une grande masse. Ainsi on s'alimentera sans danger de l'eau de la Seine avant son entrée dans Paris, mais on devra éviter d'en faire un usage journalier à sa sortie de cette ville, ou bien il faudra corriger par l'épuration, la filtration, le repos, etc., son odeur désagréable, analogue à l'odeur de caves, comme je l'ai dit plus haut, et dont on se rendra facilement compte au réservoir des Deux-Portes près *Louveciennes*, à celui de la *Butte de Picardie* à Versailles, et surtout aux machines de *Marly*.

IV. FRAICHEUR

—

Sur le mot *fraîcheur de l'eau*, on a discuté et on discute encore. Certains auteurs, M. Belgrand et M. Gérardin entre autres, disent que c'est la qualité d'une eau que le temps n'a point altérée. M. Mille et beaucoup d'autres disent que c'est la qualité d'une eau dont la température n'est ni chaude, ni tiède, ni froide. C'est ce sens que nous adoptons ici, parce qu'il nous paraît plus naturel au point de vue de l'hygiène, le premier pouvant se rattacher à la saveur de l'eau que nous avons traitée précédemment.

L'été, la température d'une eau qui sert à l'alimentation doit toujours être au-dessous de la température de l'air ambiant et doit procurer par conséquent sur nos organes une sensation de fraîcheur.

Cette sensation ne contribue pas seulement à produire un effet salutaire et agréable sur les organes au contact desquels elle est soumise, c'est-à-dire les lèvres, la bouche, l'estomac, mais aussi sur l'organisme tout entier.

Il y a donc, après l'ingestion de l'eau fraîche, une action réflexe très-manifeste qui contribue à l'étanchement de la soif; car la soif est une sensation, un besoin qui n'est pas dû simplement à la sécheresse des premières voies digestives, mais bien à un besoin du système nerveux lui-même.

L'hiver, au contraire, une eau potable doit être à une

température plus élevée que la température ambiante ; aussi a-t-elle besoin alors d'être abritée, de crainte qu'elle ne descende jusqu'à la température de sa congélation, l'hiver, ou qu'elle ne devienne chaude comme l'atmosphère, l'été.

Les eaux les mieux abritées sont celles que la nature abrite elle-même en ne les faisant jaillir que d'une assez grande profondeur. Telles sont les eaux de nos puits, telles sont surtout les eaux des sources.

Ces dernières, cependant, lorsqu'elles jaillissent d'une trop grande profondeur, au lieu d'être fraîches, sont plus ou moins chaudes, et portent le nom d'eaux thermales lorsque leur température dépasse 18°, température moyenne des puits artésiens ; mais chacun sait que de telles eaux sont impropres à la boisson journalière. D'ailleurs, nous n'avons point à en parler au point de vue de l'hygiène, car elles ne sont généralement utilisées qu'au point de vue hydrothérapique.

Il est cependant certaines sources provenant de profondeurs moyennes et jaillissant par exemple dans des grottes où la température ambiante est elle-même très-basse, dont l'eau mériterait plutôt le nom d'eau froide, et qui, par conséquent, pourrait nuire à ceux qui en font usage ; c'est ce qui a fait dire à Hippocrate : *L'homme bien portant peut les boire toutes, mais elles sont parfois si fraîches l'été, que leur température peut déterminer des fluxions d'organes.*

Néanmoins les eaux de sources sont les plus recherchées, à cause de leur fraîcheur constante et de leur pureté de composition, et le propriétaire qui dans son champ possède une source vive et limpide, la considère-t-il comme un trésor et un bienfait de la nature.

A sa sortie de terre, cette eau n'est pas aérée ; mais elle

ne tarde pas à le devenir, surtout lorsque après avoir jailli du sol elle coule à travers un terrain non encaissé et imperméable, ce que l'on trouve surtout dans les endroits secs et élevés.

C'est pour cette raison que le père de la médecine dit de ces eaux : « Les meilleures sont celles qui coulent des collines élevées : elles sont douces, claires, chaudes l'hiver, froides l'été, à cause de la profondeur des sources dont elles viennent ; elles sont limpides, bonnes, légères. »

Ce sont ces eaux qui étanchent le mieux la soif, qui sont les plus agréables au palais et qui favorisent le mieux la digestion.

Cette fraîcheur est une qualité indispensable pour que nous les recherchions, surtout l'été, afin d'en faire usage non-seulement dans un but utile, mais aussi dans un but agréable.

A quelle température doit être l'eau que l'on nomme fraîche ? Cette température, comme on doit bien le penser, varie avec les climats, et ne sera pas la même dans les régions équatoriales que dans les régions tempérées, et surtout que dans les régions polaires.

En Algérie, une eau est considérée comme fraîche, même lorsqu'elle atteint la température de 20° centigrades.

En Norvége, l'eau à 10° centigrades est fraîche et bonne à boire.

Chez nous, de même que nous occupons une région dont la température est intermédiaire à celle des deux régions précitées, de même nous aimons, pour nous rafraîchir, une eau dont la température soit aussi précisément intermédiaire aux deux que je viens de citer, et nous considérons comme fraîche et agréable à boire l'eau qui ne dépasse pas 15° centigrades.

A partir de ce point, la fraîcheur diminue si le degré s'abaisse, et nous trouvons froide l'eau à 10° centigrades; au-dessus de ce point, la fraîcheur diminue en sens contraire, et l'eau tend à devenir tiède vers 20° degrés.

L'usage de l'eau froide, comme on le sait, peut déterminer des accidents non-seulement des voies digestives, mais aussi, par un phénomène réflexe, des voies respiratoires, si elle est ingérée pendant que le corps est en sueur, après une longue marche, ou après un exercice pénible, surtout si l'on ne reprend immédiatement cette marche ou cet exercice.

Mais encore ne faudrait-il pas trop se fier à ce précepte et espérer une immunité complète en reprenant de suite l'exercice qui avait provoqué la diaphorèse; car il est des susceptibilités inhérentes à la constitution de certains individus. Si chez l'un l'ingestion d'eau froide détermine une affection du tube digestif, chez un autre ce sera une lésion de l'appareil respiratoire; chez l'arthritique ce sera un accès de goutte ou de rhumatisme; chez l'herpétique une névralgie ou un exanthème, etc.,etc.; d'autres, enfin, pourront en boire à loisir sans en éprouver le moindre effet funeste.

C'est surtout dans les âges extrêmes de la vie que l'eau froide pourra déterminer des accidents : chez l'enfant, à cause de la susceptibilité de ses tissus, qui passent de l'état embryonnaire à l'état adulte, et de la faiblesse de ses organes, qui n'ont point encore acquis la force de réagir contre les intempéries; chez le vieillard, parce que son organisme tout entier est fatigué d'une longue vie de travail, et a acquis, par cette débilité, une plus grande susceptibilité aux agents extérieurs.

Souvent l'ingestion de l'eau froide, lorsque le corps est en sueur, détermine un arrêt brusque de la transpiration cutanée et une congestion consécutive des organes profonds ; or, c'est ordinairement le poumon qui subit ce contre-coup ; car pendant un exercice longtemps prolongé, il se fait une transpiration pulmonaire très-active, et l'ingestion de l'eau froide peut l'arrêter subitement, comme elle arrête celle de la peau.

Cet arrêt brusque ne manque pas alors de déterminer une hyperémie plus ou moins intense dans la profondeur de son parenchyme, et de là à la fluxion de poitrine il n'y a qu'un pas.

Il y a donc une grande différence entre l'eau fraîche et l'eau froide, non-seulement au point de vue de la sensation plus ou moins agréable que leur ingestion procure, mais aussi au point de vue des effets funestes ou salutaires qu'elle détermine.

Je ne crois pas devoir mieux faire que de citer ici les propres paroles de M. Guérard, au sujet de la fraîcheur de l'eau, dans l'article qu'il a inséré en 1842 dans les *Annales d'hygiène*, sur les dangers de l'eau froide [1] :

« La fraîcheur de l'eau en été est une condition non moins importante que la limpidité ; je dirai plus, s'il fallait choisir entre ces deux qualités, la préférence me semblerait encore devoir être accordée à la première ; et en effet, l'eau trouble n'est pas malsaine par le fait, du moins, de la petite portion de matières terreuses qui en altèrent la transparence ; elle déplaît à la vue, et c'est là un défaut suffisant pour l'en corriger, quand faire se peut. L'eau tiède est désagréable et malsaine tout à la fois pendant les ardeurs de l'été. Comme elle n'étanche pas la soif, on y revient toujours, et sans éprouver le soulagement qu'on attendait.

1. Tome **XXVII**, page 71.

« L'excès d'une semblable boisson prise dans le cours ou l'intervalle des repas finit par jeter les organes digestifs dans une atonie remarquable ; lorsque le corps est déjà affaibli par des sueurs abondantes, les fonctions gastriques et intestinales ne s'exercent plus qu'incomplétement. »

Voici maintenant les paroles de M. Grellois sur cette délicieuse qualité des eaux potables [1] :

« La sensation que produit une eau fraîche, au milieu des ardeurs de l'été, alors que la soif alanguit toutes nos fonctions, est une des plus délicieuses qu'il soit donné à l'homme de percevoir. La soif est la plus cruelle de toutes les souffrances ; et si l'eau a le pouvoir de la calmer, c'est surtout à la fraîcheur qu'elle doit cette importante propriété.

« Une eau chaude ou tiède, quelle que soit sa pureté, ne peut apaiser notre soif que bien imparfaitement, si même elle n'en augmente les ardeurs. Lorsque l'économie, soumise à l'influence d'une haute température, éprouve le besoin de perdre son excédant de calorique, une boisson fraîche est l'agent le plus propre à rétablir l'équilibre rompu. »

Après ces différents éloges de cette qualité si appréciée de l'eau douce, c'est-à-dire la fraîcheur, je n'ai rien à ajouter pour ma part, si ce n'est de constater qu'il n'y a dans ces paroles rien d'exagéré, et qu'une eau fraîche est à la vérité une bonne fortune, lorsqu'on la rencontre à point.

Malheureusement, il est bien des circonstances où la soif dévorante ne regarde pas plus à la température de l'eau que l'on rencontre, qu'à sa limpidité ou à sa saveur. N'importe que les conséquences ultérieures soient les plus

1. Grellois. Études sur les eaux potables, p. 27, 1859

funestes, pourvu que la soif soit étanchée avant tout, c'est là ce que l'on désire. Tant est grand, intense et impérieux ce besoin, ce désir, je dirai presque cette passion irrésistible, qu'on nomme la soif dévorante.

Combien de fois nos troupes d'Algérie n'eurent-elles pas à se repentir d'avoir cédé trop tôt au besoin de se désaltérer! Combien de fièvres intermittentes, de dysenteries, etc., etc., furent la conséquence d'une ingestion plus ou moins tiède, plus ou moins impure!

La fraîcheur de l'eau potable est donc une qualité hygiénique des plus indispensables, et cette fraîcheur, dans nos climats, est généralement située entre les températures de 10 et de 15°.

Quant à l'ingestion des glaces, durant l'été, je ne saurai trop m'élever contre elle chez les personnes dont l'estomac est délicat et susceptible ; tout au plus peut-on la permettre aux personnes dont les voies digestives sont à toute épreuve, comme on dit, et encore faut-il que cette ingestion de glace soit lente et prudente, afin que la glace fonde dans la bouche et non dans l'estomac, et que l'eau qui en résulte restant quelques secondes au moins en contact avec la langue, le palais et la gorge, élève sa température de quelques degrés en faisant avec les parois buccales un échange de calorique rayonnant.

Cependant l'habitude qui est, comme on dit, une seconde nature, peut permettre impunément à certains peuples l'usage de glace pour se rafraîchir. Ce sont les Esquimaux, les Lapons, les Samoyèdes, qui ne se désaltèrent qu'avec des morceaux de glace qu'ils laissent fondre dans leur bouche. Il en est ainsi de certains peuples des hautes montagnes, tels que les habitants des Cordillères des Andes, des Alpes, des Pyrénées.

Au point de vue de la fraîcheur, l'eau des sources est

la meilleure. Comme le fait remarquer M. Poggiale[1], cette eau ne s'échauffe pas en traversant les conduits souterrains, car la température ambiante ne pénètre pas à cette profondeur. Tout le monde sait, dit-il, que la température des caves de l'Observatoire de Paris est de 11°, et qu'elle n'a pas varié d'un quart de degré depuis près d'un siècle.

Tout le bien que j'ai dit jusqu'à présent des eaux de sources ne peut pas malheureusement se rapporter aux eaux de rivières. Les premières sont à température constante, pour ainsi dire, puisqu'elle oscille dans ses plus grandes limites entre 10° et 15° centigrades. Les secondes sont à température variable, et celle-ci y subit les mêmes changements ou à peu près que celle de l'air ambiant.

Nous la voyons tantôt à 0° ou à peu près lorsque les rivières charrient des glaçons au plus fort de l'hiver, nous la voyons aussi, au milieu de l'été, atteindre jusqu'à 27°, comme le prouve ce relevé de M. Poggiale sur la température des eaux de la Seine, durant les étés de 1856 à 1859[2].

Température de la Seine. — Août 1856 — 24°50.
Id. 1857 — 25°50.
Juin 1858 — 27°00.
Juillet 1859 — 27°00.

Voici maintenant la température minimum des eaux de la Moselle à Thionville, relevée par M. Grellois, chaque mois de l'année 1857 :

	Temp. de l'eau	temp. ambiante.
Janvier	0°6 —	5°5.
Février	0 1 —	6 9.
Mars	2 2 —	3 9.

1. Rapport de M. Poggiale à l'Académie de médecine sur les eaux potables, 1863, t. XXVIII, p. 90.

2. Rapport précité, p. 15.

Avril	6º 3 —	3º 8.
Mai	7 3 —	9 1.
Juin.	15 4 —	13 0.
Juillet.	17 7 —	16 0.
Août.	17 9 —	15 5.
Septembre.	13 7 —	11 2.
Octobre	9 8 —	5 4.
Novembre.	1 7 —	0 9.
Décembre	1 4 —	3 0.

Il est donc facile de voir, par ces tableaux, combien la température des eaux de rivières suit celle de l'atmosphère, et combien ces eaux méritent peu d'être appelées fraîches en été, aussi bien qu'en hiver. Ces eaux, bien qu'elles soient tant soit peu rafraîchies l'été et attiédies l'hiver, dans les réservoirs où on les fait arriver avant de les distribuer dans les fontaines publiques, n'en offriront pas moins aux habitants des villes, qui en font exclusivement usage, une boisson tantôt tiède, tantôt froide, et, par conséquent, désagréable, puisqu'elle est dépourvue de cette importante qualité que nous appelons la fraîcheur.

Ce défaut est combattu à Paris par le mélange des eaux de rivière de Seine avec les eaux de source de la Dhuis et de la Vanne; par ce moyen, l'une et l'autre se tempèrent, et elles arrivent avec une fraîcheur suffisante aux fontaines de distribution. L'eau des puits offre cet avantage que la profondeur à laquelle elle se trouve la met à l'abri de la chaleur l'été, du froid l'hiver, et qu'elle conserve toujours ainsi sa fraîcheur.

Quant aux eaux stagnantes, ce sont celles qui sont les plus malsaines; leur immobilité facilite leur échauffement, leur surface demeurant continuellement exposée aux rayons du soleil l'été et au froid l'hiver; aussi ces eaux sont-elles les plus chaudes pendant les grandes chaleurs, et se congèlent-elles les premières durant les grands froids

Il va sans dire qu'on devra toujours éviter d'en boire mais, si l'on y était contraint cependant, dans des cas extrêmes, faute de meilleure eau ; on devra l'attiédir un peu si elle est puisée l'hiver. Si elle est puisée l'été, on fera en sorte d'aller la prendre le plus profondément possible, les couches profondes étant toujours plus denses, et, par conséquent, plus froides que les couches superficielles.

Enfin, si l'été on n'a pour toute boisson qu'une eau chaude ou tiède, on emploiera avec avantage les vases en terre poreuse ou alcarrazas qui, grâce à une évaporation superficielle constante, maintiennent l'eau qu'ils renferment à une grande fraîcheur, malgré la chaleur ambiante la plus intense.

On emploiera aussi, avec plus ou moins de succès, les appareils de différents genres que l'industrie moderne a inventés pour la réfrigération de l'eau sur nos tables, et dont l'un des principaux porte le nom d'appareil Carré.

La facilité avec laquelle on fabrique aujourd'hui la glace, surtout dans les grandes villes, tend à propager de jour en jour son emploi dans les boissons. Cet usage, bien qu'il altère parfois le vin ou la bière, ne peut être nuisible à la santé, s'il est modéré ; mais si la proportion de glace est exagérée la température de l'eau deviendra trop basse.

Il s'ensuivra à la longue, ce qui arrive par l'abus des sorbets glacés, c'est-à-dire des pesanteurs d'estomac, des crampes, des gastralgies, en un mot tous les troubles que l'on voit survenir chez les personnes dont l'estomac fatigué ne peut plus supporter les boissons chaudes, ni les boissons froides et réclame désormais de très-grands ménagements.

16